NOTES

SUR UN CAS

DE

FIÈVRE CÉRÉBRALE

COMPLIQUÉE,

Publiées dans l'intérêt de la science & des familles,

ET DÉDIÉES AU DOCTEUR RÉNAULD,

PAR **MAUVAIS** AÎNÉ,

19, CHAPELLE SAINT-DENIS.

Prix : 1 franc.

PARIS.

CHEZ LES MARCHANDS DE NOUVEAUTÉS.

—

1841.

NOTES

SUR UN CAS

DE

FIÈVRE CÉRÉBRALE COMPLIQUÉE

PUBLIÉES

DANS L'INTÉRÊT DE LA SCIENCE
ET DES FAMILLES,

Et dédiées au Docteur Rénauld,

PAR MAUVAIS AÎNÉ,

19, Chapelle Saint-Denis.

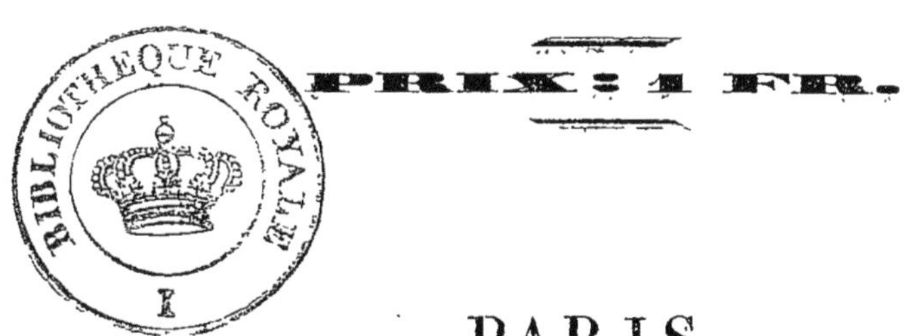

PRIX : 1 FR.

PARIS.

CHEZ LES MARCHANDS DE NOUVEAUTÉS.

—

1841.

LETTRE

A Monsieur RENAULD,

DOCTEUR-MÉDECIN,

A LA CHAPELLE-S.-DENIS, PRÈS PARIS.

Monsieur,

La maladie cruelle pendant laquelle vous m'avez donné de si nombreux témoignages d'intérêt, présentant des phénomènes curieux à étudier, j'ai cru que ce ne serait pas sans utilité pour la science qu'on lirait le récit de ce que j'ai éprouvé pendant ses différentes périodes. Quelques praticiens prétendent que le propre des maladies qui affectent le cerveau est l'oubli total de ce qui s'est passé chez le malade. Vous savez mieux que personne que j'ai été atteint d'une fièvre cérébrale compliquée, et cependant j'ai conservé la conscience de mes douleurs et du soulagement que m'ont procuré les secours que vous m'avez administrés avec un zèle que je ne saurais trop louer. Mon but, en traçant cet écrit, n'est pas de faire de la science ni d'appeler l'attention publique sur moi, j'ai cru rendre service à l'humanité, voilà tout.

J'avais donné mon manuscrit à un de mes amis pour le corriger et y donner le vernis littéraire, voici sa réponse :

« Mon cher Mauvais,

» Si vous voulez faire de la science, votre écrit est insuffisant
» et mes connaissances ne sauraient suppléer à ce qui manque; si
» vous voulez être utile à vos semblables, c'est assez. Je vous en-
» gage à publier vos notes telles qu'elles se sont présentées à
» votre esprit. Vous ne vous posez point en savant, vous êtes un
» homme de sens et d'observation, contentez-vous de ces deux
» qualités, elles suffisent toujours, et surtout dans le cas actuel.
» Je laisse même subsister quelques imperfections de style qui

» prouveront à ceux qui vous connaissent que c'est bien votre
» œuvre et non celle d'un autre que vous publiez. Quant à dédier
» votre écrit à votre médecin, j'approuve fort ce 'projet ; assez
» habituellement on est empressé auprès de ceux qui nous pro-
» diguent leur savoir tant qu'on en a besoin ; mais une fois la gué-
» rison obtenue, le cher docteur devient indifférent. L'argent
» n'acquitte pas tout-à-fait les peines d'un médecin ; la recon-
» naissance doit survivre à la guérison, et je verrai avec plaisir
» que vous suiviez votre idée à ce sujet.

» Votre tout dévoué,

» Á. BERNARD. »

Veuillez, docteur, accepter cet ouvrage tel qu'il est, et agréer
l'hommage de la vive et profonde reconnaissanee de

Votre très-humble serviteur,

MAUVAIS AINÉ.

NOTES

SUR UN CAS

DE

FIÈVRE CÉRÉBRALE COMPLIQUÉE

PUBLIÉES DANS L'INTÉRÊT DE LA SCIENCE,

Et dédiées au Docteur Rénauld,

PAR MAUVAIS AINÉ,

19, Chapelle Saint-Denis.

Doué d'un tempérament solide, d'une âme fortement trempée, j'ai pu vaincre ce terrible fléau qui porte la terreur dans les familles, semblable au loup affamé qui pénètre dans une bergerie, au milieu d'un troupeau paisible qui fuit devant lui, poursuivant avec acharnement sa victime, l'atteint, l'égorge et s'enfuit avec sa proie. Tel est l'effet de ce fléau dévastateur.

Voici, docteur, ce qui a précédé l'attaque, après un voyage de vingt jours en Champagne.

Je sortis d'Épernay le samedi 13 février à midi, j'étais en bonne santé, n'ayant rien pris ce jour là qui pût me faire mal ; j'arrivai à six heures du soir à Château-Thierry, je dinai légèrement, nous partîmes à sept heures ; le temps était humide comme il l'est ordinairement dans cette saison.

Je m'enveloppai de mon manteau, je dormis un peu, nous arrivâmes à Lazy sur Ourq, il était environ minuit.

De cet endroit je ne dormis plus ; mais ce qu'il y avait d'extraordinaire en moi, c'est qu'à cette heure, l'air était plus froid, chacun des voyageurs, quoique bien vêtu, se plaignait du froid. J'éprouvais le contraire ; j'étais en nage, de telle sorte que je fus obligé de baisser le store de la voiture qui se trouvait de mon côté. Tout en y appuyant ma tête, je ne cessai de suer, malgré que je me fusse découvert de mon manteau.

C'est dans cet état que j'arrivai à la barrière de Paris, le dimanche 14 février, à six heures du matin.

Rentré chez moi, je me couchai immédiatement. Je m'endormis difficilement ; un rêve affreux me prit dans mon sommeil, me fatigua beaucoup et dura long-temps.

Dans ce rêve, je me voyais desséché, mon corps était noir, en putréfaction, et gîsait mourant au soleil : un homme armé de deux pistolets, posait les deux canons entre mes côtes décharnées, me tira un coup à bout portant. Je fis un mouvement, le second coup suivit immédiatement, me réveilla en sursaut; ma tête retomba sur l'oreiller; je restai quelque temps immobile; je me levai péniblement tant j'étais lourd. Il y avait quatre heures que j'étais couché, je me levai lentement, je m'habillai machinalement, j'avais intention de sortir, puis je ne le voulais plus; ce rêve m'avait frappé; enfin je sortis à quatre heures, je rentrai à sept heures, je dînai comme à l'ordinaire, et me couchai avec un léger mal de tête; la nuit se passa assez bien, je dormis peu.

Le 15 je fus encore surpris dans la nuit d'un rêve non moins affreux que le précédent; je voyais la mer en furie; je me sauvai d'effroi, je recontrai dans ma course de grands fossés remplis d'eau croupie qui infectait. Il en sortait par bonds des têtes de serpents ou couleuvres qui me barraient le passage. C'est dans cette pénible situation que je m'éveillai.

Toute cette journée je fus encore absorbé par une morne tristesse que rien ne put surmonter, malgré les distractions que je cherchais à me procurer. Je touchais au moment de la crise fatale. Je commençais à m'endormir; il était minuit moins un quart, 16 février 1841. Réveillé tout-à-coup, saisi comme par un guet-à-pens, je saute en bas du lit, j'ouvre la porte, me sauve comme un fou dans la cour. Je m'écrie : Je suis perdu. J'étouffais; je voulus mettre mes doigts dans ma bouche pour me faire vomir; inutile effort. Ma fille courut au médecin. Pendant ce temps je rentrai m'asseoir sur une chaise; là, gonflé par le sang, je souffrais horriblement, je voulus pleurer, ce fut en vain. Je tremblais sous mes jambes, ma femme m'aida à monter sur mon lit, à peine étais-je étendu, qu'un tremblement convulsif s'empara de moi, dans les régions hautes où le sang était déjà fixé, du coude au haut du bras, du bas de la poitrine au sommet de la tête, cette partie faisait trembler l'autre, mes dents claquaient avec force les unes contre les autres. Le siége de la maladie était déjà fixé.

C'est dans ce moment, docteur, que vous êtes entré. Je me rappellerai toujours ce que vous avez dit à ma fille après m'avoir examiné : Mademoiselle, il est temps, faites bien tout ce que je vais vous prescrire, le plus promptement possible.

Je souffrais horriblement de la tête, principal siége de la maladie, et de la région haute de l'estomac, second siége où les douleurs étaient aussi très-cruelles; l'eau glacée me fut appliquée sur le haut de la tête et la région des tempes. Je ne sentais rien tant je souffrais; le feu de la tête séchait le linge qui devenait chaud en dix minutes; les sangsues me furent appliquées derrière les oreilles, les sinapismes me furent mis à la plante des pieds infructueusement alors; le lendemain ils me furent appliqués de nouveau aux mollets, au haut des cuisses; cette fois ils me firent souffrir cruellement. Le même jour au soir une saignée abondante pratiquée au bras gauche, me causa un léger soulagement qui fut de courte durée.

Maintenant, docteur, que le siége de la maladie est fixé, j'appellerai son commencement la gelée, son déclin le dégel. La tête me faisait le plus souffrir, c'était comme une bombe prête à éclater lorsqu'on y met le feu. Le cerveau se trouvait tout-à-fait envahi, il me semblait que ma tête était gelée à l'intérieur, semblable au sucre candi dont on trempe les fils pour faire prendre le sucre en gelée; mes cheveux étaient autant de ces fils qui me tenaient la tête raide et qui, au moindre mouvement, me causaient de grandes douleurs. L'attaque de cette maladie est si prompte, ses progrès si rapides, qu'on peut la comparer à une pompe à vapeur qui aspire l'eau pour faire marcher une machine. Il est hors de doute, dans mon esprit, que pour y résister il faut être bien constitué, ne point avoir éprouvé de ces maladies résultat des vices trop communs dans la société, être secouru promptement, sans cela il n'est point de salut pour le malade. Ce qui double les souffrances physiques, ce sont les souffraces morales qui accablent continuellement ce malheureux cerveau d'une multitude d'idées plus incohérentes les unes que les autres, comme on le verra dans le cours de cet écrit.

Deuxième nuit. — Je voyais beaucoup de monde courir, il faisait un beau soleil, des groupes d'enfants couraient, chantaient, des équipages brillants s'avançaient vers l'endroit où j'étais. Un enfant disait aux dames qui descendaient de voiture : C'est ici qu'est le malade. Ces dames m'approchèrent de très près, haussèrent les épaules de me voir souffrir et de m'entendre crier; de jeunes cavaliers, bien mis, montés sur de bons chevaux, caracolaient autour de moi, se moquaient des dames et de moi. Transporté de fureur, je me levai; leur ironie m'arracha cette exclamation :

> Incrédules, vous ne pensez pas
> Que nous sommes tous près du trépas,
> Que des fiers humains la vanité, l'orgueil,
> Peuvent à tout instant descendre au cercueil.

Troisième jour. — Ma femme me demanda comment je me trouvais, je lui répondis : Ah! si ma tête éclatait, tout serait fini; quelles souffrances de moins! Elle m'avoua, quand je fus hors de danger, qu'ayant appuyé sa tête sur le coin de mon oreiller, elle avait entendu lancer dans ma tête des coups semblables au mouvement d'une pendule. Comme il n'y avait pas de mieux, les sangsues me furent posées à l'anus, saignèrent beaucoup, malgré cela ne déterminèrent rien.

Troisième nuit. — Je me trouvais au milieu d'un grand bal, dans un château gothique, d'abord peu de monde, puis il en sortait beaucoup des souterrains avec des costumes comme je n'en ai jamais vus. Cette bigarrure disparut aussi vite qu'elle m'était apparue; assitôt je me trouvai au milieu de ministres, d'ambassadeurs, de princes, de généraux, tous revêtus de leurs costumes et de leurs décorations; j'étais essoufflé comme si j'arrivais en courrier, j'étais habillé en velours de soie; on me criait de toute

part : Quelle nouvelle ! quelle nouvelle ? J'avais un grand par-
chemin à la main , je criais à tue-tête : Écoutez, citoyens ! Puis
j'ajoutais : L'armée russe est en pleine retraite, après trois jours
de combat acharné ; la moitié a péri dans le Rhin. VIVE LE ROI !
Aussitôt de grandes croisées s'ouvrirent, une grande rivière m'ap-
paraît, l'eau était limpide. Je voyais sur ma gauche une colonne
de troupes s'avancer en bon ordre, en même temps je voyais au
loin en station une flotille bien pavoisée, ma vue se reposa sur la
troupe qui avançait ; le chef me paraissait petit, en approchant
de moi c'était un géant. Je me retournai vivement , j'aperçus un
jeune militaire, je me mis à crier : Duc de Nemours ! Ibrahim !
Ibrahim ! Il est impossible de vous peindre les maux que je souffrais de la tête, de tant d'idées continuelles qui ne me laissaient
pas un instant de repos.

Quatrième jour. — Point de mieux : je souffrais des oreilles ,
d'où il sortait des sifflements plaintifs ; il me semblait qu'il allait
en sortir quelque soulagement semblable à l'arbre dont l'écorce
épaisse retient la sève ; qui, après avoir lutté longtemps ,
finit par se frayer un passage. Ce même jour j'eus quelques
convulsions ; le délire me prit de bonne heure : je voyais un ours
se battre avec mon chien , qui eut un moment le dessus , mais
l'ours avait presque avalé le chien ; je voulus le tirer de sa
gueule, j'y parvins, il se sauva, ne me fit rien. Je rencontrai une
dame âgée , qui agitait légèrement un bracelet en forme de grosses
mailles en ivoire , elle me le mit au bras ; il me pesait tellement
que je le laissai tomber, il se brisa. Je me mis à courir après deux
oies, je les atteignis ; j'avais un pot-au-feu à côté de moi , je tire
mes bottes de mes jambes , je mis une oie dans chacune, je pris
un lien pour passer les bottes à mon cou, je pris mon pot-au-feu,
le portai loin , je marchai ainsi quelque temps pieds-nus ; j'avais
chaud, j'étais fatigué, j'ouvris les yeux. Je priai, comme le jour
était trop grand, qu'on mît un double rideau. Je souffrais dans
ce moment autant de l'estomac que de la tête.

Cinquième jour. — Au matin, même position ; le soir, un peu
mieux. J'attribue ce léger changement à l'application des sangsues
à l'anus. J'aurai occasion d'y revenir.

Dans la nuit le délire ne fut pas long ni trop fatiguant : je
marchais à grands pas sur une belle route sablée , je rencontrai
un troupeau de bœufs qui s'enfuirent à mon approche ; aussitôt
je vis des amis, des clients qui s'approchaient de moi, ma fille
au milieu, bien parée, sa mère à côté d'elle ; ma fille s'élance sur
moi : Petit père , te voilà ? dieu ! qu'il y a long-temps que nous
ne t'avons vu. Comme tu te portes bien. Ah ! ma mère se rappelle,
et moi non , de ce que tu disais étant malade ; t'en souviens-tu,
père ? dis-le moi, je ne l'oublierai plus. J'embrassai ma fille.
Tu t'en rappelleras.

> Mon père, dis-nous la ballade
> Que tu chantais étant malade

> De ce fléau dévastateur
> Qui nous causa tant de frayeur.
> Tu avais dans ta souffrance
> De nous revoir l'espérance ;
> Mais moi triste je pleurais toujours,
> Crainte de te perdre sans retour.

Je pris un bain de pieds.

Sixième jour.—Il y avait un peu de mieux le matin ; quand, à midi, une contrariété vint aggraver ma position. Elle était telle, que dans la soirée mes urines s'arrêtèrent, un grand étouffement me prit, j'étais dans un état pitoyable. Sur les onze heures du soir, mes pieds, mes jambes devinrent froids, j'étais menacé de crampes, qui commençaient à me prendre aux mollets. Il était minuit, j'appelais ma fille d'un ton farouche : Vite, des sinapismes aux mollets, dépêche-toi ! Dix minutes après l'application eut lieu, ils prirent heureusement bien, je crus pour un moment avoir les mollets emportés. Mes jambes se réchauffèrent lentement, j'avais grand' soif, je bus beaucoup de tisane, les urines vinrent abondantes quelques heures après.

Septième jour, dix heures du soir. — Commencement du dégel. Il fut annoncé par un chatouillement au sommet de la tête, comme un engourdissement qu'on ressent quelquefois dans les jambes dont on ne peut se servir pendant quelques instants, ce chatouillement me dura longtemps ; il cessa le huitième jour à quatre heures du matin. Ma tête était toujours raide, me faisait toujours bien souffrir : elle était comme un arbre dépouillé de ses feuilles, au milieu de l'hiver, qu'un brouillard épais couvre d'eau qu'une gelée subite forme en glaçons minces, allongés, qui restent quelques jours gelés, qui ensuite, surpris par un vent doux, léger, qui agite les branches, dégèlent lentement. Tel était alors l'état ma tête, quand une lueur d'espoir de repos vint me surprendre ; espoir trompeur : c'était le dégel, moment aussi terrible que la gelée. J'étais alors sur le côté droit. Le sang qui s'était détaché de ma tête par le chatouillement, descendit lentement, mes oreilles sifflèrent, puis le sang passa dans tous les pores ; en arrivant dans l'estomac, je me sentis suffoqué. Je faisais des cris sourds, effrayants, je souffrais cruellement. J'entendais ce que ma femme et ma fille me disaient pour me calmer ; mais je ne pouvais leur répondre. Je respirais par le nez. En retenant mon haleine, je sentais que le sang passait plus vite, j'essayais de continuer ; j'étouffais. Mais, par un mouvement que je ne peux expliquer, je me trouvai sur le dos. Le sang me traversait tout l'estomac, à droite, à gauche, en passant sous les nerfs, comme une navette de tisserand qui va et vient. Ce mouvement dura une demi-heure dans l'estomac ; il était temps que cela finît : j'étais étouffé, le sang se rassemblait de droite et de gauche, il déboucha par le creux de l'estomac, descendit dans le ventre, comme une fontaine d'eau minérale bouillante qui se fraye un passage par éruption, passant par chaque côté du bassin dans les intestins, y causant un roulement sourd comme un tambour couvert d'un crêpe épais. Ce mouvement se fit sans que j'éprouvasse de douleur. Après une si rude épreuve je m'assoupis un instant. Mais je fus bientôt surpris par une nouvelle douleur : le sang commençait à se frayer passage dans les régions basses, des coliques affreuses me prirent, un tremblement convulsif et délirant s'empara de moi. Au milieu de cette nouvelle crise, ne pouvant sommeiller, je m'écriais :

> Sommeil, beaume réparateur,
> Calme mes sens et ma douleur.

Des picottements semblables à des piqûres d'épingles me traversaient les aines, me causaient des douleurs inouies, le sang filtrait dans mes cuisses qui devinrent chaudes comme du feu ; descendant assez rapidement dans les jambes, le sang me coulait dans ces parties jusqu'à la plante des pieds, comme un onde bienfaisante, y porta une grande chaleur sans me causer la moindre douleur. Ma tête se trouvait un peu dégagée, mon estomac était une plaie vive qui me causait de fortes douleurs. Les cataplasmes furent ordonnés et appliqués ; ils me firent souffrir, tant l'échauffement était grand, et déterminèrent un crachement considérable qui me fit grand bien.

Neuvième jour.—Après midi, suite du dégel. Cinq heures du soir, la tête continuant à me faire souffrir, j'étais sur le dos, le haut du front me cuisait, je sentais des craquements dans la tête, je fus immédiatement saisi d'une crise terrible, moins longue que la précédente. Le sang descendait plus vite, en passant par l'estomac, la douleur était si vive que j'en tremblais. J'eus quelques coliques, ma tête devint moins raide, mes oreilles ne sifflaient plus, j'étais d'une faiblesse extrême, mon cerveau était toujours plein d'idées que j'écartais. J'avais chaud. Un nouveau délire s'empara de mes sens, ce fut le dernier heureusement. Dans cette rêverie délirante, je vis venir à moi des gens de campagne qui étaient d'une gaieté folle ; en me désignant ils disaient : Il va baptiser notre enfant. Je vis une grande église illuminée en verres de couleurs, plusieurs cloches sonnaient, l'église était remplie de monde ; il ne fut plus question de baptême. Je marchais avec assurance au milieu de beaucoup de monde qui chantait ; au même moment j'aperçus ma mère vêtue de blanc, mon père à côté d'elle à genoux, elle cria : Mon fils ! Mon père ne me regarda pas, il priait toujours. Je m'enflais à vue d'œil. M'adressant à lui, je lui dis :

> Priez, mon père aux fêtes qu'on sanctifie,
> Pour Dieu qui m'a sauvé la vie.
> Pour vous secourir dans votre vieillesse
> Comme vous m'avez aidé dans ma jeunesse.
> Je vous remercie, divine Providence,
> D'avoir fait naître en moi l'espérance
> De revoir mes amis, mes parents,
> Et tous mes honorables clients.

Tout changea : une musique militaire se fit entendre, le canon tirait au loin, on dansait, la troupe et le peuple étaient mêlés ensemble. On se retirait lentement, il pleuvait fort. Dans ce moment on vint changer mon cataplasme. J'étais en nâge, la tête encore bien lourde.

Docteur, j'aurais pu me borner à ne parler que de la maladie sans parler des rêveries, mais comme il n'y a pas d'effet sans cause, il faut bien que je dise ce qui quadruple les souffrances. Ce que je viens de dire n'est qu'un extrait de ce qui s'est passé dans mon cerveau. Qu'on juge maintenant des souffrances qu'endure le malade. C'est tout-à-fait impossible à décrire à moins de l'avoir éprouvé, ce qui n'est pas facile, puisque les trois quarts de ceux qui en sont attaqués sont moissonnés, et que dans l'autre il y en a beaucoup d'estropiés.

Dixième jour, huit heures du matin. — Troisième déclin de la maladie. Fin du dégel. La tête déjà passablement dégagée me faisait encore beaucoup souffrir; puis j'étais fatigué, affaibli, n'ayant pu reposer depuis, et même quelques jours avant l'attaque; j'avais des crampes dans l'estomac, tout le devant de la tête était très-lourd, je sentais un fort bondissement qui m'absorbait, un assoupissement me prit, je me mis sur le côté droit, le sang qui voulait descendre me tourmentait, impatient dans les souffrances que j'endurais, ne pouvant reposer, je me remis sur le dos : même impatience, je me mis sur le côté gauche où je pose rarement. A peine y étais-je posé, qu'une explosion terrible se fit entendre dans ma tête comme un coup de fusil tiré à quatre pas; tout mon corps sauta à la fois, j'ouvrais les yeux, ma tête était presque entièrement dégagée. C'était la fin du dégel. Je respirais, j'étais tout étourdi. Je demandais même si on ne venait pas de tirer un coup de fusil à côté. Peu d'instants après je m'endormis un peu; je me réveillai bientôt. Tout-à-coup réfléchissant au danger éminent que j'avais couru, pensant à mes affaires, à ma famille dont je suis l'unique-soutien, mes yeux versèrent un torrent de larmes, au milieu d'une douce mélancolie; ces larmes étaient bien différentes de celles que je voulus verser en vain lors de l'attaque mortelle qui m'avait frappé, puisque ces larmes étaient celles de la résurrection.

Docteur, ce qui me paraît extraordinaire et qui ne vous échappera pas, c'est que de mes rêveries, aucune n'était effrayante, elles étaient toutes belles, c'était un vrai délire d'ivoire, tandis, que les rêves qui ont précédé, étaient affreux et accablants.

CONVALESCENCE.

C'est le lundi 1er mars, quatorzième jour de la maladie, que vous m'avez déclaré en convalescence. Je ne crus pas le moment arrivé, je me défiais de mes forces, je me levai une heure. Le mardi je sortis à midi, il faisait froid, le soleil se montrait par

moment, j'avais à peine fait cinquante pas que je chancelais tant
j'étais faible. Le bruit des voitures m'assommait. Je poursuivis
néanmoins, et rentrai au bout d'une heure. Le mercredi me fut fa-
tal, le temps était sombre, nébuleux, ma tête était lourde, l'in-
somnie continuait; à neuf heures du matin, des amis de la campagne vinrent me voir. J'avais besoin d'écrire, j'écrivis une assez
longue lettre, à peine avais-je mis l'adresse que ma tête tourna.
Je me trouvai mal, on me porta au lit, je crus qu'il faudrait de
nouveau m'appliquer l'eau glacée sur la tête. Cet état m'effraya
beaucoup. Il était midi, je ne pris rien jusqu'à minuit. A cette
heure, je pris un bouillon coupé. Le jeudi 3 mars, le temps était
clair; il faisait un vent glacial. Je me levais à dix heures, pensant à un rendez-vous de la veille, j'étais très-faible, je sortis à
onze heures précises contre le conseil de ma famille et de mes
voisins en raison de la rigueur du temps. De mon domicile à la
barrière Saint-Denis je m'acheminai lentement au Petit-Saint-
Martin, lieu du rendez-vous. En descendant le faubourg Saint-
Denis le froid me glaçait le derrière de la tête et les oreilles. Pour
toute autre maladie c'eut été funeste : en cette circonstance ce
fut tout le contraire; le froid me donna quelques coliques qui déterminèrent plusieurs évacuations subites qui me soulagèrent
beaucoup. Arrivé près des amis qui m'attendaient, je pris peu de
chose; je sortis avec eux; je me promenai trois heures, je rentrai, je me sentais bien. Il n'en fut pas de même le vendredi 5
mars; le temps était sombre, froid, nébuleux; j'étais de mauvaise
humeur, je voulais me disputer avec tout le monde. Je pense que
l'état de l'atmosphère influe beaucoup sur le malade, puisque quand
le temps était clair, je n'étais pas sombre. Le samedi 6, le temps
était assez beau le matin, je sortis à midi, fis une longue course,
j'étais à la nuit à plus d'une lieue de chez moi, extrêmement fatigué. J'aurais pu monter en voiture, mais l'état de ma tête m'em-
pêchait d'y monter, crainte que le bruit ne me fît trop souffrir. Je
me mis en route de Bercy à la Chapelle en passant par les boule-
varts extérieurs. Il pleuvait et la pluie était froide, poussée par
le vent que j'avais derrière moi; cette pluie quoique froide me
frappait derrière la tête et les oreilles, me faisait grand bien.
L'air que je respirais soutenait mes forces qui s'épuisaient par la
fatigue de la marche; en arrivant sur le boulevard Saint-Antoine
près de la Bastille, mes jambes m'abandonnèrent. Je rentrai
chez une connaissance, mais la chaleur du poêle me fit chanceler.
On ouvrit la porte de la boutique; le gaz était allumé, il n'y avait
pas assez d'air, je me trouvai mal. Je fis signe qu'on me con-
duisît dans la rue, ce que l'on fit. Aussitôt que la pluie froide
poussée par le vent me fouetta dans la figure, je revins à moi, mes
forces revinrent vite. Je priai qu'on allât me chercher un cabrio-
let découvert, j'y montai; on voulait m'accompagner, je m'y re-
fusai. Je recommandai au cocher d'aller le moins vite possible,
crainte de secousse pour ma tête. J'avalai beaucoup d'air froid,
j'arrivai bien chez moi; le lendemain dimanche 8, temps sombre,
j'étais méchant, tout m'impatientait, j'avais souffert toute la nuit

du bruit des voitures, et du train de la maison; je résolus tout-à-
coup d'aller à la campagne pour m'éloigner du bruit. Cette réso-
lution prise. j'étais impatient de partir; n'ayant pu partir le lundi
selon mes désirs, j'étais d'une humeur massacrante, je ne répondais à personne, ou si je répondais, c'étaient des sottises.

Le mardi, 9 mars, il faisait un temps magnifique; j'étais bien
le matin, je partis à midi. En traversant Paris, le bruit des voitures me brisait la tête; en m'éloignant de ce bruit, je renaissais,
j'étais content. Arrivé à l'endroit que j'avais choisi pour ma convalescence, j'éprouvais de la satisfaction. Tout était silencieux,
je dormis pour la première fois tranquille depuis vingt-cinq
jours; je reposai cette nuit pendant quatre heures. Quel baume
que le sommeil après d'aussi cruelles souffrances! L'air est très-
vif en cet endroit situé sur une montagne, dominée par une tour
fameuse dans l'histoire. Le lendemain, 10 mars, à dix heures du
matin, quoique faible, je résolus de monter au pied de cette tour
pour jouir de la vue des environs. Je m'attendais bien à éprou-
ver un effet de l'air vif que l'on ressent sur cette hauteur; mais
j'ignorais ce que j'éprouverais. Arrivé au sommet, je regardai à
droite et à gauche, un petit frisson me prit; averti par ce qui se
passait en moi, je gagnai un chemin creux. Il faisait beau soleil.
En entrant dans ce chemin, tous mes membres tremblèrent légèrement, je me trouvais indisposé quelques minutes; mes forces
revinrent avec une sueur subite qui dura peu. Je descendis la
montagne, je me trouvai sur une route superbe qui conduit à un
château en construction près du village de Saint-Michel-sur-Orge.
Cette promenade m'égaya, elle fut de trois heures, non pas sans
me reposer; en rentrant j'étais content. Le mieux continue, seu-
ment il me reste quelques traces de cette maladie à l'estomac, qui
a souffert lorsque le sang y passa pour monter dans les régions
hautes, en redescendant au dégel. Ces traces sont comme une
blessure qui laisse une plaie à se cicatriser.

Docteur, cet exposé de ma convàlescence prouve évidemment
que le froid est loin de nuire au malade dans la maladie ainsi que
dans la convalescence, qu'il faut beaucoup d'air pendant et après.

Je ne terminerai pas sans des observations sur ce qui a précédé et précède ordinairement cette fièvre, ni sur l'application
et l'efficatité des remèdes employés dans le cours de cette maladie, et principalement sur les soins et précautions à prendre près
du malade tant que dure la fièvre.

1° Je pense que ce qui a précédé chez moi la maladie est com-
mun chez toutes les personnes de moyen âge : d'abord par un
sang échauffé de longue main et épaissi par l'assiduité, l'application et le tracas des affaires qui mêle la bile au sang, ce qui
cause des révolutions subites, des cauchemars affreux, maux de
tête, étourdissements, éblouissements, grande tristesse. Accablé
moi-même par cet avertissement, j'aurais pu prévenir la maladie
en faisant appeler un médecin lors de ces symptômes : si je n'a-
vais pu éviter l'attaque, je l'aurais au moins atténuée considéra-
blement. Je pense aussi que le vin blanc et toutes les boissons

spiritueuses , lorsqu'on en prend par excès , contribuent à cette attaque. Je pense que cette maladie, si commune chez les enfants , vient chez les uns de l'assiduité qu'ils prennent , principalement les studieux qui s'appliquent trop jeunes , et dont le cerveau se trouve fatigué par la grande quantité d'idées qui s'y établissent, se ruinent avant d'avoir acquis la force pour les contenir, et souvent aussi par des sueurs rentrées, des courses et des jeux, des récréations. Chez d'autres, par les mauvais soins qu'on a des enfants mal tenus, en leur faisant passer les gourmes auxquelles ils sont assujettis dans leur jeunesse, sans leur laisser un libre cours, ou le faisant par des moyens forcés.

2° Application et efficacité des remèdes administrés dans le cours de la maladie.

J'approuve l'application immédiate de l'eau glacée sur le devant de la tête et la région des tempes; je pense, d'après ce que j'ai éprouvé, qu'il serait nécessaire de l'appliquer à toute la tête; parce que les souffrances sont les mêmes tout autour ; le derrière de la tête a aussi besoin d'être rafraîchi. Par la chaleur que lui donne l'oreiller en plume ; il faudrait avoir un bonnet en toile double semblable au bonnet de coton, qu'on tremperait dans l'eau glacée autant de fois qu'il serait nécessaire de l'appliquer, la toile se tenant plus long-temps fraîche que toute autre étoffe. Éviter le grand jour qui gêne beaucoup.

Je n'ai pas la même opinion sur l'application des sangsues derrière les oreilles. Ceci, docteur, n'est de ma part qu'une simple observation : voici mon raisonnement à ce sujet : Comme la maladie a deux siéges près l'un de l'autre, l'estomac et la tête, les sangsues, en tirant le sang de la tête et de l'estomac, mettent le sang en mouvement dans les régions hautes, il peut par ce mouvement en remonter plus à la tête qu'il n'en sort, ce qui est très-funeste au cerveau déjà trop accablé. J'en parle par expérience, puisque j'avais plus mal à la tête qu'auparavant. Le sang bouillonnait dans l'estomac et à la gorge, preuve qu'il remontait.

J'approuve la saignée fortement pratiquée au bras gauche, les sinapismes à la plante des pieds, aux mollets et au haut des cuisses comme de première utilité ainsi que les bains de pieds sinapisés ; les cataplasmes sur l'estomac sont aussi très-bons pour rafraîchir cette partie échauffée et fatiguée par d'aussi rudes épreuves.

Je pense qu'il serait aussi très-utile d'appliquer des cataplasmes sur le ventre lors des coliques au passage du sang , les remèdes sont aussi très-efficaces dès le commencement du dégel, pour tenir cette partie à l'aise; mais à mon avis, le plus concluant, parce que j'ai ressenti l'effet , ce sont les sangsues appliquées à l'anus, véritable effet déterminant. Il aurait fallu m'en appliquer davantage, je pense, car c'est un moyen infaillible au rappel du sang. Le malade n'est pas long-temps sans en sentir le bon effet.

3° Soins et précautions à prendre pendant la fièvre.

Avoir soin de placer le malade dans une pièce la moins exiguë possible, bien aérée, ne point faire de feu que pour ôter l'humi-

dité, principalement n'en pas faire dans un poële ; éloigner le malade du foyer, qui en souffre beaucoup. Écarter les visiteurs sans
exception. La moindre parole que l'on vous adresse fatigue consi-
dérablement. Avoir soin que le garde-malade entre sans bruit
dans la pièce, ne point marcher avec de fortes chaussures, le plus
léger bruit impatiente le malade, lui éviter toute contrariété,
lui dire que ses affaires vont bien quand même ce serait le contraire, ne point négliger les ordres du médecin ni quitter le malade pendant la fièvre qui cause de grandes crises, car le manque
de précautions peut occasioner de graves inconvénients.

J'arrive au plus important dont j'ai déjà tant parlé, c'est d'é-
viter le bruit au malade ; je sais moi-même ce que j'ai souffert
par ce manque de précaution. Ceci fait un appel douloureux à
mes souvenirs. En septembre 1839, j'étais en tournée pour mes
affaires ; en arrivant chez des parents, je trouvai la famille dans
la douleur : une jeune fille en pleurs avait la fièvre cérébrale.
Ses cris, ses gémissements nous peinaient beaucoup ; j'ignorais
alors ce que pouvaient être ses souffrances et ce qui pouvait les
quadrupler ; mais aujourd'hui, ayant passé par là, je peux m'en
rendre compte. Le père, la mère me firent approcher tout près de
la jeune fille, en lui disant haut : Ma fille, voilà ton cousin
de Paris, dis-lui donc bonjour ; elle criait plus fort quand on lui
parlait haut. Comme ses cris redoublaient lorsqu'on lui parlait,
on lui criait encore plus haut ; c'étaient autant de coups de marteau qu'on lui portait à la tête. Je vais dire quelques mots à ce
sujet sur ce que j'ai éprouvé : la pièce où j'étais donne sur une
cour qui sert de passage à des ouvriers ; leur marche, leurs
courses, me causaient des souffrances inouies ; le soir, quand la
porte cochère était fermée, qu'on frappait pour entrer, chaque
coup de marteau me fendait la tête, me faisait sauter, quoique
encore assez éloigné de la porte. La jeune personne dont je parle
avait aussi quelque chose de terrible contre elle. Le père est ou-
vrier à marteau ; du matin au soir on frappait sur l'enclume.
J'ai la conviction intime que cette malheureuse circonstance donna la mort à l'enfant qui était bien constituée, qui a reçu les
prompts secours de l'art par un jeune médecin qui était presque
constamment près de l'enfant, lui prodiguant les soins les plus
empressés.

Plus je réfléchis en écrivant ces détails, plus je suis convaincu
que j'étais prévenu de quelque chose de terrible par ce qui a
précédé ; j'aurais dû consulter un médecin, je m'en serais bien
trouvé. Je vous dirai aussi, docteur, que du moment où je vous
ai promis de faire une brochure sur la fièvre si j'étais assez heu-
reux d'en échapper, ce manuscrit me trottait dans la tête qui se
dégageait au fur et à mesure que j'écrivais. Je pense que si j'avais
attendu mon entier rétablissement pour rendre compte de ce qui
s'est passé en moi, tout se serait évanoui de ma mémoire.

Maintenant, docteur, ma tâche est finie, j'ai rempli ma pro-
messe en vous dédiant cet écrit comme un faible témoignage de

ma vive et profonde reconnaissance pour les soins nombreux et délicats que vous m'avez prodigués pendant le cours de la cruelle maladie dont je viens d'esquisser les principaux phénomènes.

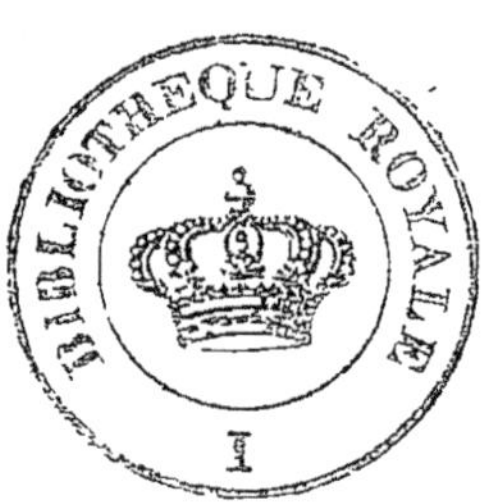

De l'Imprimerie de Pollet, Soupe et Guillois,
RUE SAINT-DENIS, N. 380.